RADIOTERAPIA: APUNTES BÁSICOS EN LA ORGANIZACIÓN DE UN SERVICIO CON ALTA TECNOLOGÍA.

Dra. Anabella Viloria Thompson
Médico Radio Oncólogo
MgSc Epidemiología Contemporánea

ÍNDICE

INTRODUCCIÓN

2.-ANÁLISIS SITUACIONAL

3.-INDICADORES

   3.1.-INDICADORES DE COBERTURA DE POBLACIÓN

4.-ONCOLOGÍA RADIOTERÁPICA

5.-EVENTOS HISTÓRICOS DE LA RADIOTERAPIA

6.-UNIDAD DE ONCOLOGÍA Y RADIOTERAPIA

   6.1.-CARACTERÍSTICAS GENERALES

   6.2.-TIPOS DE UNIDADES DE ONCOLOGÍA

   6.3.-ACCESOS Y ESPACIOS FÍSICOS NECESARIOS

      6.3.1.-ACCESOS ESPECIALES

      6.3.2.-ESPACIOS FÍSICOS NECESARIOS

   6.4.-REQUERIMIENTO DE RECURSO HUMANO

      6.4.1.-REQUERIMIENTO MÍNIMO POR CENTRO

      6.4.2.-RESPONSABILIDADES DEL PERSONAL DENTRO DEL EQUIPO DE TRABAJO

7.-ORGANIZACIÓN Y FUNCIONAMIENTO

   7.1.-CONSULTAS MÉDICAS Y DE ENFERMERÍA

   7.2.-ALGORITMO DE ATENCIÓN AL PACIENTE

   7.3.-FASES DE LA ATENCIÓN DEL PACIENTE

   7.4.- FLUJOGRAMA DE ATENCIÓN AL PACIENTE

      7.4.1.-SIMULACIÓN E INMOVILIZACIÓN

7.4.2.-PLANIFICACIÓN

7.4.3.-COMPROBACIÓN E INICIO DE LA RADIOTERAPIA

7.4.4.-CONTROLES CLÍNICOS

7.4.5.-SEGUIMIENTO

8.-CLASIFICACIÓN DE LOS TRATAMIENTOS DE RADIOTERAPIA

8.1.-INDICACIONES DE LA RADIOTERAPIA EXTERNA

9.-AVANCES EN EL TRATAMIENTO DE LA RADIOTERAPIA

9.1.-CAMBIOS EN EL FRACCIONAMIENTO

9.2.-MEJORAS TECNOLÓGICAS

9.3.-MEJORAS FISIOLÓGICAS

11.-CONSIDERACIONES FINALES

12.-PRINCIPALES INDICACIONES PARA EL USO DE ESTAS TÉCNICAS

13.-GLOSARIO

14.-ANEXOS

15.-BIBLIOGAFÍA

PRÓLOGO

Es para mí un honor hacer la presentación de este trabajo educativo que más que apuntes, pudiera convertirse en un manual de referencia para los países de América Latina en la organización y puesta en marcha de servicios de radioterapia con técnicas avanzadas.

Antes de presentar el contenido, quisiera hablarles de la autora a quien conozco desde nuestro tránsito en la vida universitaria de pregrado allá por el final de la década de los 80, en Santa Ana de Coro, Venezuela y en el seno de una casa grande hoy patrimonio de la UNESCO que servía como sede a la facultad de medicina de la Universidad Nacional Experimental Francisco de Miranda (UNEFM). Nos unió una carrera, sueños, proyectos, metas en común, así como, muchas amistades, algunas ya ausentes del plano físico pero inolvidables por lo que marcaron en nuestras vidas. El poder transmitir los conocimientos a los demás fue siempre un propósito de todos, y es así como, siendo aún profesionales en formación, organizábamos pequeños encuentros entre estudiantes, y también, con las comunidades con la finalidad de extender lo aprendido a otras personas y con ello multiplicar el saber.

Siendo ya profesionales nuestros caminos siguieron senderos distintos. La Dra Viloria asumió el estudio de la epidemiología, yo el de la medicina de familia, ambas coincidimos en el trabajo de formación a nuevos médicos rurales, internos y residentes en el Ministerio de Sanidad y Asistencia Social del estado Falcón, Venezuela. Perteneció al equipo de epidemiologia regional y por su excelente desempeño fue nombrada Sub Directora de Promoción Social de Salud y Coordinadora del Programa de Oncología del Estado Falcón, cargos que desempeñó por 4 años aproximadamente y que tenían como objetivos desarrollar en el

Estado las estrategias dictadas por el Ministerio de Salud para la prevención del cáncer y su abordaje como problema de salud pública.

El estado Falcón necesitaba profesionales preparados en el área del cáncer, -cada día seguía aumentando la incidencia de pacientes con diagnósticos oncológicos, y por ende, la demanda de profesionales preparados en cada una de las etapas que conlleva el proceso salud enfermedad incluyendo la de tratamiento de radioterapia, es por esta razón que la autora decide trasladarse a

la ciudad de Caracas nuevamente para cursar los estudios de postgrado de Radioterapia Oncológica.

Para ese entonces existía un servicio de radioterapia en el Hospital Alfredo Van Grieken (Hospital de referencia de todo el estado Falcón), con muy limitados recursos y carentes de las nuevas tecnologías. Su compromiso con Falcón y con los pacientes la hizo regresar con el firme propósito de no solo adecuar la unidad ya existente, sino transformarla en algo completamente distinto por sus recursos y modernidad.

La Dra. Viloria organiza y pone en marcha la Unidad de Radioterapia del Hospital Universitario Alfredo Van Grieken de Coro, junto al querido y siempre recordado Dr. José Ángel Lugo único radioterapeuta del estado Falcón y jefe de servicio por más de 25 años. Un GRAN LOGRO tanto para el sistema de salud como para los pacientes de Falcón, así como, de otros estados circunvecinos que ante esta novedosa y moderna unidad eran referidos.

Cumplida su meta, se establece en Caracas para desempeñarse como radio oncólogo en distinguidos centros privados y en la unidad de radiocirugía robótica del Hospital Domingo Luciani del IVSS (Instituto Venezolano de Seguridad Social), donde participa en la organización de la unidad y en la elaboración de los protocolos de tratamiento, años más tarde es invitada desde la República Dominicana para apoyar la apertura del servicio de radioterapia de un distinguido centro privado.

Tanto en Venezuela como en República Dominicana la Dra. Viloria se convirtió en un recurso de apoyo para el avance en la puesta en marcha de servicios de radioterapia de alta tecnología y de radiocirugía, pero fiel a su precepto personal de transmitir todos sus conocimientos fue también formadora de personal de apoyo de todas las unidades de radioterapia donde trabajó. Su empeño en lograr la mejor calidad y calidez en *el tratamiento radioterápico de sus pacientes la han convertido en una profesional no solo competente para enseñar sino un profesional con experiencia administrativa que aportar a los sistemas de salud latinoamericanos que con recursos mínimos podrán obtener unidades de radioterapia óptimas y de calidad.

La obra que a continuación leerán será un continuo proceso organizativo detallado con estructura, directrices, funciones y "tips"- que deben tomarse en cuenta tanto para la organización como para el mantenimiento de unidades de radioterapia de alta tecnología a nivel latinoamericano e incluso de países del primer mundo.

Auguro un gran éxito para esta obra y deseo que sea de utilidad para todos los profesionales del área de la radioterapia en la organización de sus servicios. Mi agradecimiento y felicitaciones a esta colega desde el seno universitario que la formó.

Dra. Isabel Martins
MgS en Medicina Familiar
Phd en Ciencias Médicas
Directora de Educación Médica del Área Ciencias de la Salud
UNEFM

INTRODUCCIÓN

La práctica de la medicina implica no solo la ciencia, sino también el arte de tratar la enfermedad, desde la decisión del abordaje del cáncer como problema de salud colectivo, este debe ser atendido con protocolos de prevención, diagnóstico precoz, tratamiento de la neoplasia, limitación del daño, así como, el alivio del dolor u otros síntomas que acompañan la enfermedad.

La variedad y complejidad de la condición humana hace que sea imposible llegar siempre a un diagnóstico por una sola vía o predecir con certeza una respuesta particular a un mismo tratamiento. Por lo tanto debe asegurarse, de la forma más precisa, que estos sean, en la medida de lo posible, "individualizados" o "personalizados" para un resultado exitoso.

Las estadísticas sanitarias de los últimos años evidencian un incremento en la incidencia del cáncer (casos nuevos diagnosticados por año), tanto en hombres como en mujeres, y también en países desarrollados como en vías de desarrollo. Este fenómeno pareciera tener dos causas fundamentales: La primera de índole demográfica por el aumento de la esperanza de vida a nivel mundial de las poblaciones, ya que muchos tipos de cánceres aparecen en personas envejecientes y la segunda de índole tecnológica existiendo una masificación y una mejora científica constante de los estudios paraclínicos de diagnóstico de la patología oncológica.

Cuando se valora la mortalidad, en países desarrollados el aumento de la incidencia viene acompañado de una disminución de la tasa de mortalidad; esto pareciera deberse a las mejoras continuas de los tratamientos tanto de quimioterapia, inmunoterapia y radioterapia aunado a un acceso oportuno en estos países al sistema de salud. Sin embargo, para los países de bajos y medianos ingresos como la gran mayoría de nuestra

América Latina, esta incidencia incrementada del cáncer registrará un aumento constante durante los próximos 25 años, pero acompañada también de una mortalidad en alza ya que en estos países si bien es cierto que ha aumentado la esperanza de vida y por tanto la longevidad, aún los sistemas de salud no disponen de capacidad científica y tecnológica para prevenir y controlar el cáncer masivamente ni de manera oportuna.

Basado en lo anterior, estos apuntes pretenden cubrir la necesidad de darle una mejor respuesta a la atención del paciente oncológico en un servicio de radioterapia, en un entorno con recursos limitados. Están dirigidos en especial a Latinoamérica, donde las condiciones para iniciar un servicio de este tipo son muy parecidas y están caracterizadas por aumento en la expectativa de vida, pero con servicios de diagnóstico y tratamiento de radioterapia escasos y con pocas mejoras tecnológicas que no están a la par de las necesidades poblacionales, limitando por tanto un pobre acceso a los servicios o esperas muy prolongadas de los mismos.

Esta investigación parte de la experiencia en el andar, de haber tenido la oportunidad de darle forma e iniciar varios servicios de Radioterapia en Venezuela, del privilegio de haber trabajado junto a profesionales admirables, verdaderos expertos en el arte de establecer y evaluar pautas de funcionamiento de servicios.

Busca entre sus más ansiados objetivos maximizar el uso de los recursos disponibles, cuando estos son limitados, innovando siempre, pero apegados a los protocolos clínicos, documentando e intercambiando experiencias entre servicios similares.

Es una herramienta diseñada para orientar la puesta en marcha de un servicio de Radioterapia de alta tecnología dentro de un servicio oncológico, específicamente referido a la radioterapia externa, en su objetivo de atender a los pacientes de manera individualizada con calidad y calidez de acuerdo con las pautas de tratamiento internacionales avaladas por las Sociedades Americana y Europea de Oncología y Radioterapia.

La decisión con respecto a la conveniencia de cualquier procedimiento o curso de tratamiento específico deben ser tomadas en consenso por el equipo de médicos de las especialidades involucradas según el caso: cirujanos, neurocirujanos, oncólogos clínicos, radio oncólogos y físicos médicos de la institución conformados en un comité de tumores, junta médica de oncología o como quiera llamarse, pero que en su seno agrupe a todos los profesionales que deben participar del consenso multidisciplinario que hoy en día supone el tratamiento del cáncer a la luz de todas las circunstancias presentadas con un enfoque personalizado pero tratando siempre que sea posible ajustarse a estos protocolos clínicos internacionales, que avalen las decisiones tomadas.

La información contenida en estos apuntes está organizada de manera que pueda ser consultada con facilidad y rapidez para responder dudas o preguntas que frecuentemente se planteará la persona que toma decisiones sobre el equipamiento y puesta en marcha de una unidad de Radioterapia Externa de Alta Tecnología: ¿Qué finalidad tiene esta unidad?, ¿Cuáles son las áreas y servicios de la unidad y que equipamiento médico lleva cada una? Consideraciones y recomendaciones para su puesta en operación, requerimientos de equipamiento especial, de personal técnico especializado para la operación del equipo y como establecer un programa de capacitación permanente.

Es importante mencionar que estos apuntes tienen carácter informativo y no normativo y que su contenido refleja exclusivamente la opinión de la persona investigadora, y no son necesariamente compartidas en su totalidad por quienes han realizado su revisión.

2.-ANÁLISIS SITUACIONAL

La radioterapia es parte fundamental en la atención oncológica, Es un tratamiento local y constituye el tercer pilar básico de aplicación clínica en oncología, junto con la cirugía y la quimioterapia. Su uso se remonta a las primeras décadas del siglo pasado, y se ha venido utilizando con finalidades curativas o adyuvantes en unos casos, y paliativas en otros.

En la actualidad la radioterapia externa se utiliza en el tratamiento del 60% de todos los casos con enfermedad neoplásica (casos nuevos y recidivas), este crecimiento en utilidad como tratamiento oncológico y la nueva tecnología aplicable luce imparable.

La radioterapia es un tratamiento especializado, complejo y costoso por lo que no está disponible en todos los hospitales. Requiere un amplio grupo de profesionales: tecnólogos especializados en radioterapia, dosimetristas, enfermeros, radio físicos y médicos especialistas en oncología radioterápica, es por esto que al poner en marcha un nuevo servicio de radioterapia es de gran beneficio tener un equipo multidisciplinario empoderado y claro en los conceptos básicos que rigen la radioterapia.

Según el Directory of Radiotherapy Centres (DIRAC) del IAEA (International Agency of Atomic Energy), la realidad de América Latina es que en la región la mayoría de los países tiene entre 1 y 3 centros por millón de habitantes, sin embargo, hay países de Centro América y el Caribe que no cuentan con servicios de radioterapia. En este sentido, no se trata solamente de un déficit de máquinas, hay que sumar un déficit de personal capacitado (radio oncólogos, físicos médicos, técnicos de radioterapia, enfermeras de radio oncología e ingenieros de mantenimiento), así como déficit o en algunos casos ausencia de normas claras y apropiadas en materia de protección radiológica, seguridad tecnológica, física, y la aplicación permanente de medidas para garantizar la calidad del proceso de radioterapia.

De acuerdo con lo anterior, estos son los puntos críticos para el establecimiento de servicios de radioterapia con alta tecnología que pueda tener la capacidad de optimizar el uso de los recursos tecnológicos disponibles. Otros factores que contribuyen al pobre funcionamiento de los servicios en nuestros países son: asignación deficitaria de presupuesto para el desarrollo de estos complejos tecnológicos debido al alto costo que suponen, la falta de puestos de trabajo, bajos incentivos salariales a profesionales y técnicos del área, falta de programas de capacitación para todo el personal que es altamente especializado y la emigración de los profesionales hacia países más ricos.

En este sentido por tanto, la dotación adecuada de los servicios, así como, la educación continua de los profesionales del área y su posterior reconocimiento son los primeros pasos fundamentales para que los servicios de radioterapia que pretenden manejarse como centros de alta tecnología logren afrontar eficazmente este problema de atención al paciente oncológico en el mundo en desarrollo y disminuir la brecha existente entre países desarrollados y países de recursos limitados. Es importante tener en cuenta que estos aspectos pueden y deben enfrentarse con apoyo de organismos multilaterales como el OIEA (Organismo Internacional de Energía Atómica) que cuenta con programas de asesoría institucional y capacitación de personal específicos para el área.

Las decisiones sobre el equipamiento e infraestructura de las unidades de atención a la salud siempre serán responsabilidad de las autoridades médicas y administrativas competentes en cada caso particular, y deben cumplir con la normatividad vigente en el país que se instale; sin embargo, la necesidad de adaptación y cambio que está presente en todos los centros hospitalarios obliga a ser más flexibles y aplica directamente a los centros de radio oncología.

La demanda social y las exigencias de los pacientes oncológicos, así como de las aseguradoras de riesgos de salud son claras y determinantes, de allí que no es posible seguir creciendo en esta área de la medicina sin tomar en cuenta estos aspectos que hemos citado anteriormente como: costos, recursos humanos, calidad asistencial, integración con otras especialidades y orientación hacia el paciente.

En este orden de ideas, y en el contexto de una medicina transdisciplinaria, los centros especializados en radio oncología en el siglo XXI deben estar integrados por profesionales que no solo se ocupen de la asistencia sino además de la prevención primaria, secundaria y terciaria, de la docencia e investigación, de la organización, de la gestión y de la comunicación con un fundamento ético del ejercicio.

3.-INDICADORES

La Organización Mundial de la Salud y la Organización Panamericana para la salud (OMS/OPS), recomiendan tener un acelerador lineal por cada 500.000 habitantes. Si se considera una incidencia típica promedio del cáncer de 100 nuevos casos por cada 100,000 habitantes, en una población de alrededor 10.000.000, deberíamos esperar 10,000 nuevos casos de pacientes con cáncer cada año.

En la actualidad estas consideraciones de equipamiento deben tomar en cuenta además de la cobertura poblacional, la complejidad del tratamiento que se aplicará ya que a mayor complejidad los tiempos de decisión, simulación y planificación se incrementan.

3.1.- Indicadores por Cobertura de Población

Los parámetros básicos para la planeación de las unidades de oncología deben establecerse en relación con la morbilidad del cáncer. La proporción de casos que requieren terapia de radiación, de acuerdo con diversos autores, es entre 40% a 80%.

Es un parámetro generalmente aceptado, que como mínimo, la cobertura de los servicios de radioterapia en un país debería ser suficiente para tratar 50% de los nuevos casos de cáncer que se diagnostican al año. A esto, es necesario añadir un 15%, que representa los casos de prevalencia de cáncer cuyo tratamiento continúa de un año al siguiente. Con estas consideraciones, puede ponderarse la necesidad de contar con una unidad de oncología.

El máximo número de pacientes por máquina/año que requiere terapia de radiación de alta energía varía, según diversos autores, entre 250 y 350, que podría incluso llegar a

500 en el caso de aceleradores de alta energía. Sin embargo, no debe olvidarse que estos equipos requieren cuidados especializados y mantenimiento constante por lo que el tiempo de su disponibilidad se modifica.

En el caso hipotético de una unidad ambulatoria se estima que se pueden atender entre 600 y 700 pacientes al año, con las siguientes consideraciones: 217 días laborales efectivos, 2 turnos laborales, matutino y vespertino (12 horas efectivas por día) y una duración de tratamiento máxima de 10 minutos por paciente (72 pacientes por día), en 25 sesiones, igualmente hay que considerar desde la planificación del servicio como se atenderán contingencias tales como interrupciones fortuitas del equipo (fuera de las paradas programadas para mantenimiento preventivo) que excedan una semana de tratamiento.

Es importante aclarar que el tiempo estimado de sesión también puede variar en función de la complejidad de la planeación del tratamiento, adulto o pediátrico, con anestesia, por ejemplo, o en casos muy particulares como el de radiocirugía, donde puede extenderse tanto como un paciente por turno, por lo tanto, al plantearse la instalación de un centro de alta tecnología este aspecto debe ser considerado al realizar los cálculos de cobertura del servicio.

Las unidades de oncología deberán establecerse en localidades con población mayor a 500 mil habitantes; así como las áreas de quimioterapia. Estas unidades deberán estar cercanas a los hospitales de alta especialidad en las redes de atención.

Se utilizará acelerador lineal como tecnología ideal siempre y cuando existan las condiciones para su instalación y especialmente para su operación, conservación y mantenimiento.

4.—ONCOLOGÍA DE RADIACIÓN

La radioterapia antitumoral consiste en la administración de radiación ionizante a un volumen o área específicamente localizada del cuerpo para erradicar o destruir células neoplásicas, sin sobrepasar los límites tolerables para los tejidos normales adyacentes.

El objetivo de la radioterapia se focaliza en aumentar el control local de la enfermedad (es decir eliminar el tumor y evitar que se produzca una recidiva local) y en consecuencia, aumentar la supervivencia global y especifica.

Los tratamientos de radioterapia deben ser muy **precisos y conformados,** esto es que van dirigidos exactamente a la zona que se desea tratar, con el objetivo de **entregar la mayor dosis posible ocasionando el menor daño a los órganos críticos cercanos.**

5.-EVENTOS QUE HAN MARCADO LA HISTORIA DE LA RADIOTERAPIA.

1895: Röntgen, descubrimiento de los Rayos X.
1896: Becquerel y matrimonio Curie, radiactividad mineral uranio.
1896: 1er paciente tratado con radioterapia.
1898: Descubrimiento del radio, por P. y M. Curie.
1903: 1ª aplicación de radio intracavitario (cérvix).
1922: La radioterapia clínica empieza como especialidad médica (Coutard y Hautand).
1954: Uso del Co-60, acelerador lineal (AL) bajas energías para los tratamientos clínicos.
1970: Realización de tratamientos de radioterapia 2D, con AL de altas energías, comienza el uso de simuladores.
1980: Inicio de los tratamientos de radioterapia 3D o conformada, gracias a la introducción de la tomografía computarizada (TC) como imágenes de simulación y la práctica de dosimetría tridimensional.
1990: Comienzo de las diferentes técnicas avanzadas de radioterapia como la intensidad modulada (IMRT), uso de imágenes resonancia magnética (RM), tomografía de emisión de positrones (PET) y fusión con la tomografía de simulación.

6.-UNIDAD DE ONCOLOGÍA Y RADIOTERAPIA.

6.1.-Características generales.

Las características de duración y periodicidad de los tratamientos oncológicos tanto radioterapéuticos como quimioterapéuticos, brindan la posibilidad de que sean proporcionados en una unidad de tipo ambulatorio, es decir dentro de una unidad en la que el paciente acuda a recibir su tratamiento con base en una adecuada programación de citas, sin la necesidad de que permanezca hospitalizado para que la reciba (con excepción de braquiterapia de baja tasa de dosis, donde cada paciente debe permanecer al menos 72 horas hospitalizada en estricto aislamiento supervisado, para concluir la sesión de radiación). No obstante, dadas las características de los pacientes oncológicos (inmunosuprimidos, con comorbilidades, complicaciones, etc.), estas unidades deberán planear su ubicación adjunta a un hospital especializado, donde los pacientes puedan recibir:

Atención para ser diagnosticados (laboratorio clínico, imagenología, anatomía patológica, etc.)

Hospitalización para tratamientos terapéuticos más específicos como podría ser el caso de presentarse alguna urgencia durante el tratamiento determinado o para someterse a un procedimiento quirúrgico programado, o para recibir una transfusión sanguínea, etc.

Idealmente las unidades ambulatorias disminuyen el riesgo y exposición de los pacientes oncológicos a infecciones intrahospitalarias. Del mismo modo, incrementan la seguridad radiológica al entorno y al público en general y al paciente no oncológico, al concentrar las fuentes de radioterapia y separarlas del entorno intrahospitalario.

6.2.-Tipos de unidades de oncología

La OMS, sugiere la estratificación en dos categorías para estos centros o unidades de oncología, que claramente se diferencian en su complejidad tecnológica; solo recomienda establecer un tercer nivel de complejidad tecnológica en países grandes y desarrollados y desde luego, dependiendo de la distribución de su población.

Estas recomendaciones se basan en la consideración de recursos económicos y humanos especializados que se requieren para su puesta en marcha y operación.

El OIEA promueve una política de adopción de decisiones en estas unidades de forma multidisciplinaria en lo que se refiere al tratamiento de cada paciente, en la que el radio oncólogo interactúa con otras disciplinas en calidad de especialista competente e independiente.

6.3.-ACCESOS Y ESPACIOS FÍSICOS NECESARIOS.

6.3.1.- Accesos especiales.

En general los accesos desde la entrada, a cada una de las áreas de tratamiento, a los baños y vestidores de pacientes deben permitir el tránsito de estos con silla de ruedas y andaderas; mientras que el pasillo central y los accesos a las salas de tratamiento del acelerador lineal y braquiterapia (implantes y recuperación) y sala de quimioterapia deben permitir la libre circulación de camillas también.

El acceso a las áreas de tratamiento debe permitir el paso franco de camillas y del personal médico, técnico y auxiliar sin pasar por los vestidores o por el área de planeación (físicos).

Debe considerarse un acceso restringido para las áreas de tratamiento con fuentes radioactivas. Solo el paciente en tratamiento y el personal técnico y paramédico deben transitar por ésta. No debe existir larga permanencia y mucho menos paso al público.

6.3.2.-Espacios físicos necesarios

Como en todo servicio de atención clínica, los servicios de radioterapia deben contar con espacios para antesala de espera, áreas de recepción, registros médicos, sala de reunión del comité de tumores, espacios para pre clínica, consultorios médicos y área de examen físico, que se recomienda sea separada del área de consulta médica, con camilla ginecológica e implementos necesarios para la realización de procedimientos quirúrgicos menores como por ejemplo: curas de ulceraciones, lavados ginecológicos, etc. Si el servicio cuenta con tratamiento de braquiterapia debe considerarse un espacio para un quirófano pequeño y su respectiva área de recuperación.

Una particularidad de los servicios de radioterapia es la necesidad de vestidores para los pacientes que están en tratamiento diario y que pasan por turnos a la sala de radiación, los cuales deben ser individuales, permitir la instalación de casilleros verticales de varios compartimentos para la guarda de ropa y pertenencias de los pacientes en tránsito, la colocación de una silla y considerar los apoyos de pacientes con capacidades especiales (silla de ruedas, andaderas, etc.).

Debe considerarse un área de descanso o espera para el paciente en tránsito de tratamiento y dentro del área restringida, dado que se da la situación de que su vestidor este ocupado, de que espere un momento para entrar a tratamiento y se encuentre ya vestido con la bata hospitalaria. Este servicio se puede dar con algunas sillas estratégicamente ubicadas en el pasillo común cerca de los vestidores.

La unidad de oncología radioterápica requiere la necesaria colaboración de la unidad de radio física. Esta configuración organizativa no prejuzga el que la unidad de radio física esté integrada, o no, en dicho servicio.

La dimensión del área de planeación de los físicos debe permitir el alojamiento de al menos un sistema de planeación (computadoras, impresora, scanner, etc.), estante para equipo de medición y prueba, negatoscopios, pizarrón, mesa de trabajo, librero, etc.

6.4.-REQUERIMIENTOS DE RECURSOS HUMANOS.

Todo servicio de radioterapia independiente de su tamaño debe contar con los servicios de los siguientes profesionales:

- **Jefe de Servicio** (oncólogo radioterapeuta)
- **Médico/a radioterapeuta** (oncólogo radioterapeuta)
- **Médico anesthesiólogo** (en el caso de contar con braquiterapia o tratamientos pediátricos)
- **Físico/a médico**
- **Dometristas**
- **Enfermera/o universitaria**
- **Técnico en radioterapia**
- **Secretaria/o**
- **Auxiliar de servicio** (este funcionario es muy importante en aquellos servicios con alta carga de pacientes, ya que fundamentalmente se encarga de "guiar" al paciente en su turno de ingreso a la máquina de tratamiento, hacia los vestidores, ayuda a aligerar los procesos, asiste al paciente en su ingreso y egreso de la máquina y hace más fluida la ruta de este dentro del servicio).
- **Trabajador Social**
- **Psicólogo/a**
- **Nutricionista**

El número de personal necesario en el equipo multidisciplinario de radioterapia oncológica disponible para un centro, unidad o servicio de radioterapia viene dado por el número de pacientes que atiende y determina la capacidad resolutiva del mismo.

Cada integrante debe poseer las competencias certificadas y demostrables para asegurar la calidad de las intervenciones radioterápicas, para la adecuada y segura atención de las personas (niños-adultos), además de que es conveniente contar con una programación de formación y actualización continua para cada integrante.

Todo el personal del centro de radioterapia, con excepción de las secretarias, asistente social, psicólogo, nutricionista y auxiliares de servicio, deben tener aprobado el curso de radio protección válido ante las autoridades y contar con dosimetría personal y registro dosimétrico de acuerdo con la legislación vigente de cada país.

La cantidad de profesionales en cada especialidad y el número de horas de trabajo debe estar relacionada con el volumen de pacientes tratados, las unidades de tratamiento disponibles y la complejidad de las técnicas utilizadas.

El criterio debe basarse en que todo el personal pueda cumplir sus obligaciones sin afectar negativamente los resultados del tratamiento del paciente básicamente en un tiempo oportuno.

6.4.1.- Requerimientos mínimos de personal por centro.

Jefe de servicio: un oncólogo radioterapeuta.

Médico oncólogo radioterapeuta: Uno (1) por cada 25-30 pacientes en tratamiento, o cada 200–300 pacientes/año.

La cantidad de radioterapeutas tendrá relación con la complejidad del procedimiento (BQT, RT2D RT3D, RT4D, IMRT, SRS, IGRT, SBRT otras) tomando como punto de partida que se requiere un radioterapeuta para 200-300 pacientes/año con tratamientos de radioterapia convencional.

Médico anestesiólogo: uno para pacientes pediátricos oncológicos en tratamiento con Rt externa, braquiterapia y también para adultos en situaciones especiales.

Físico médico: Uno cada 2 equipos.

Dosimetrista:

Uno por cada 200 pacientes/año.

Uno por cada equipo de tratamiento

Uno para cálculo dosimétrico, proceso de imágenes, simulador y bloques

Uno para braquiterapia.

Técnicos de radioterapia: 2 por cada equipo de tratamiento, 1 para sala de simulación y bloques.

Secretaria: una c/300 pacientes /año.

Auxiliares de servicio; uno para área de máquinas y equipos 1 para área de consultas médicas y oficinas.

Enfermera universitaria: Una por cada equipo de radioterapia y horario de atención. Se recomienda 1 enfermera por cada 300 pacientes año.

Nutricionista: Una por centro, o bien horas disponibles para atención/educación de pacientes con déficit nutricional o con necesidad de dietas especiales.

Asistente o trabajador social: Una por centro, o bien horas disponibles para atención/educación/orientación de la situación previsional de los pacientes y de los casos sociales.

Psicólogo: Uno por centro, centro, o bien horas disponibles para atención/educación/orientación/contención al paciente y acompañantes.

En la medida que el Servicio de Radioterapia aumente su complejidad por tipos de tratamientos y técnicas aplicadas;

imparta docencia, los requerimientos de personal variarán para ajustarse a dichas actividades.

6.4.2.-Responsabilidades del personal dentro del equipo de trabajo

Las responsabilidades del oncólogo de radiación deben estar claramente definidas y deben incluir lo siguiente:

1. Supervisar y aprobar la adquisición de imágenes para la planificación del tratamiento, así como la construcción del dispositivo de inmovilización / reposicionamiento, en consulta con otros miembros del equipo.
2. Prescribir el tratamiento de acuerdo con el estado de la enfermedad y los protocolos estandarizados.
3.- Definir los objetivos y requisitos del plan de tratamiento, incluyendo las restricciones de dosis específicas para el objetivo o target y la estructura fundamental o órganos sanos en las inmediaciones (s).
4. Delinear tumor, especificar y aprobar los volúmenes target, utilizando preferentemente la metodología apropiada de la Comisión Internacional de Unidades y Medidas Radiológicas (ICRU). Realizar la fusión de las imágenes de planificación de la tomografía computarizada (TC) con una imagen por resonancia magnética (IRM) o la tomografía por emisión de positrones (TEP) para facilitar la delimitación del target y estructuras normales críticas.
5. Contorno o revisión y posterior aprobación de todas las estructuras críticas contorneada.
6. Realizar la evaluación final y aprobar el plan de tratamiento a ejecutar por escrito y electrónicamente.
7. Participar en la revisión por pares de los planes de tratamiento en combinación con otros miembros del equipo.
8. Continuar la evolución del paciente durante todo el curso de la radioterapia y después de culminado el mismo, incluyendo la adquisición, revisión y verificación de todas las imágenes relacionada con el tratamiento y manejo clínico de

la técnica escogida relacionado con los efectos tóxicos agudos experimentados por el paciente.

9.-Realizará un control semanal de los pacientes en tratamientos dependiendo de la patología, aplicará el o los tratamientos a los síntomas secundarios, si corresponde. Dicho control debe quedar registrado en la ficha o carpeta clínica.

10.- Dará el alta al paciente según el tratamiento efectuado. Hará un resumen de alta que describa los sitios irradiados, dosis totales, su fraccionamiento diario, efectos secundarios e incidencias que sean pertinentes registrar. /Derivará el paciente al establecimiento de origen con el informe completo del tratamiento efectuado.

11.- Realizará el seguimiento al paciente según la frecuencia que el caso exige.

Responsabilidades del físico médico calificado
Deben estar claramente definidas e incluir lo siguiente:

1. Realizar las pruebas de aceptación, puesta en marcha y ejecución del sistema de planificación y todas las actualizaciones posteriores, incluyendo la interfaz de los sistemas con el software de la aplicación del tratamiento y hardware.

2. Comprender las limitaciones y el uso apropiado del sistema de tratamiento de planificación de la radioterapia, incluyendo las características del software de optimización de la dosis, la precisión de la geometría paciente, haz generado y la aplicabilidad de los algoritmos de cálculo de dosis de diferentes situaciones clínicas, incluyendo las correcciones de heterogeneidad.

3. Iniciar y mantener un programa de control de calidad para todo el sistema de planificación, equipo de radioterapia, el sistema de suministro, y la interfaz entre estos sistemas.

4. Actuar como un consultor técnico para el personal encargado de la administración del tratamiento (tecnólogos) durante los tratamientos de radioterapia.

5. Consultar y participar con el oncólogo y los otros miembros del equipo en la aplicación del sistema de inmovilización / reposicionamiento para el paciente.
6. Participar en la revisión de los contornos y las estructuras anatómicas para el plan de tratamiento. Cuando se realiza la fusión de las imágenes de planificación con Imagen de Resonancia Magnética u otra formación de imágenes de diagnóstico, el físico es responsable de la precisión del proceso de fusión de imágenes.
7. Revisión plan de radioterapia de cada paciente para la exactitud y precisión técnica.
8. Proporcionar medidas físicas para la verificación del plan de IMRT.

Responsabilidades del Dosimetrista médico

Las responsabilidades del dosimetrista médico o de otro planificador de tratamiento designado deben estar claramente definidos y deben incluir lo siguiente:
1. Asegurar la orientación adecuada de los datos de imágenes volumétricas del paciente en el sistema de planificación (de TC y otros conjuntos de datos de imágenes fusionadas).
2. Diseñar y generar el plan de tratamiento bajo la prescripción del oncólogo de radiación y físico médico calificado según sea necesario.
3. Generar toda la documentación técnica necesaria para implementar el plan de tratamiento.
4. Estar disponible para el primer tratamiento y ayudar con la verificación de los tratamientos posteriores según sea necesario.

Responsabilidades del Técnico de Radioterapia

Las responsabilidades del terapeuta de radiación deben estar claramente definidas y deben incluir lo siguiente:

1. Comprender la fabricación y el uso correcto del sistema de inmovilización del paciente / reposicionamiento.
2. Con el acompañamiento del Radio oncólogo y Físico lleva a cabo la simulación inicial del paciente y genera el conjunto

apropiado de datos de las imágenes para el sistema de planificación.

3. Con el acompañamiento del Radio oncólogo y Físico lleva a cabo la verificación de simulación y asegura que el plan de tratamiento se importe correctamente a la máquina de tratamiento.

4. Implementar el plan de tratamiento en la maquina, establecer el orden de estos.

5. Adquirir imágenes antes de los tratamientos individuales para guiar la relocalización del target bajo la supervisión del Radio oncólogo.

6. Realizar una evaluación periódica de la estabilidad y reproducibilidad en curso del sistema de inmovilización / reposicionamiento y reportar inconsistencias de inmediato al Radio oncólogo y Físico.

7.-ORGANIZACIÓN Y FUNCIONAMIENTO

Esta cobertura asistencial se ofrece a través de la siguiente cartera de servicios:

7.1.-Consultas médicas y de enfermería

Primeras visitas para valoración del paciente, estudio de extensión e indicación de tratamiento.
Luego de esta primera consulta el caso debe ser revisado por el Comité de Tumores de la institución que está conformado por un grupo de especialistas médicos de las distintas ramas de la oncología (radio oncólogos, oncólogos clínicos, patólogos, radiólogos y cirujanos oncólogos) para garantizar el mejor tratamiento posible.

Valoración inicial de enfermería. (no todos los países de Latinoamérica ni todos los servicios de Radioterapia cuentan con esta oferta)

Tiene especial relevancia para la consulta de seguimiento y cuidados de enfermería para el control de toxicidad durante la radioterapia y durante los casos que requieran:
•Hospitalización de día.
•Hospitalización convencional (según necesidad del paciente).
•Integración en los equipos nucleares de las unidades multidisciplinares
del cáncer.

ALGORITMO PROPUESTO PARA ATENCIÓN DEL PACIENTE
1era—CONSULTA

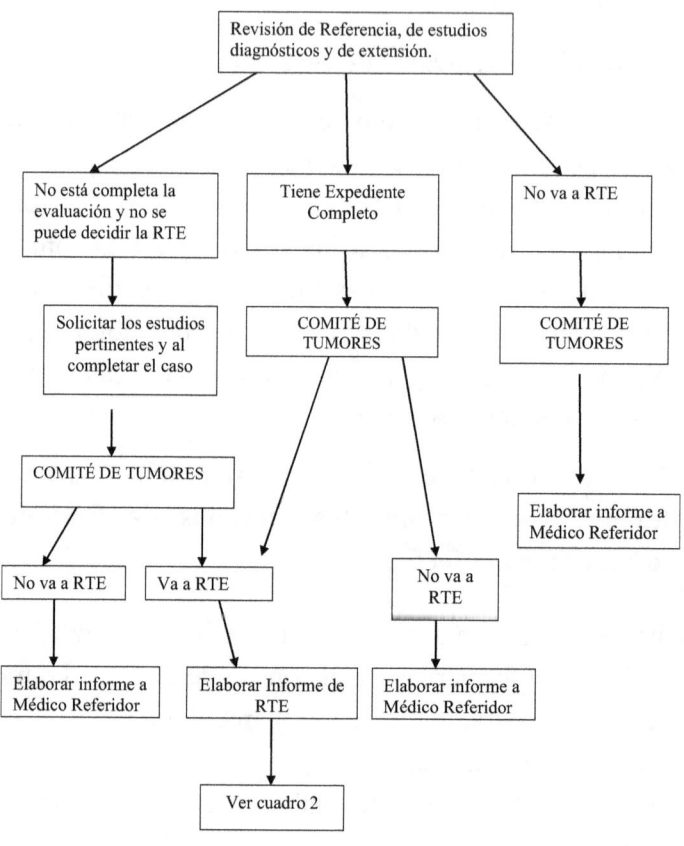

COMITÉ DE TUMORES DECIDE A FAVOR DEL TRATAMIENTO CON RADIOTERAPIA

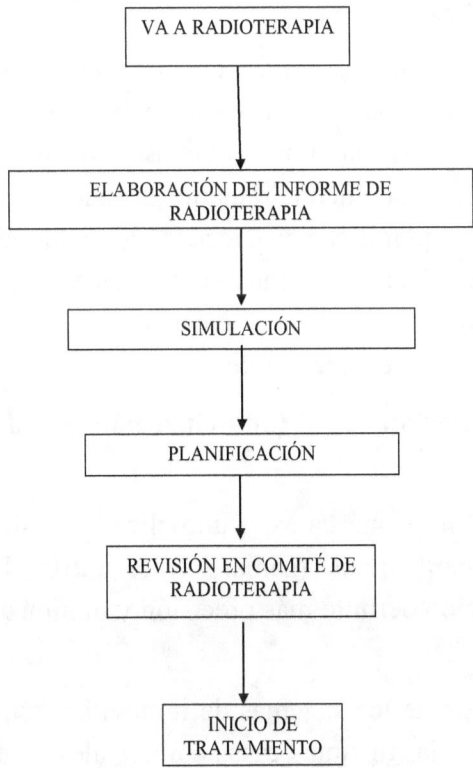

El comité de tumores estará conformado por radio oncólogos, oncólogos médicos, radiólogos, patólogos, cirujanos de la institución, tendrá la responsabilidad de presentar y analizar todos los casos evaluados por primera vez, con todos los estudios de extensión, análisis del estadio clínico, proponer un plan de tratamiento acorde con los lineamientos de los protocolos clínicos aceptados por la institución.

7.2.-Fases de la atención del paciente dentro del servicio de radioterapia: Primera visita al servicio de oncología radioterápica.

Ingreso al servicio a través de la apertura del expediente clínico donde deben constar todos los exámenes diagnósticos realizados, la historia clínica, el consentimiento informado de aceptación al tratamiento radiante propuesto y las hojas de prescripción, planificación, récord de tratamiento diario y evolución clínica; en muchos centros este proceso se realiza simultáneamente de forma electrónica y con expediente físico, es lo más recomendable.

7.2.1.-Simulación, con inmovilización y adquisición de imágenes.

Se pueden usar máscaras, inmovilizadores de pies, plano inclinado para tratar mamas, entre otros. Una correcta inmovilización permite más precisión y minimiza los posibles errores.

Con la ayuda de los sistemas de inmovilización adecuados y provistos por las distintas casas comerciales y adaptados para cada máquina de tratamiento el técnico de radioterapia procede a realizar la "simulación" del tratamiento. La simulación del tratamiento tiene como paso primero y fundamental, en gran número de pacientes, realizar un adecuado y personalizado colchón o sistema de inmovilización que permita cada día una exacta reproducción de la posición de tratamiento.

En la simulación se define la posición adecuada, cómoda, confortable y fácilmente reproducible del paciente según el tipo de tratamiento al que va a ser sometido (puede ser de decúbito, posición de extremidades superiores e inferiores, etc.) y que permita la mejor dosimetría posible. Asimismo, se determina el tipo de inmovilización adecuada y la configuración de los inmovilizadores. También se pueden fabricar las inmovilizaciones personalizadas.

En la simulación se define un campo en el paciente, mediante el uso de láseres externos de alineación se tatúan sobre la piel del paciente los puntos que servirán para centrarlo y alinearlo en la unidad de tratamiento, (este paso en algunos centros se define durante la verificación inicial de los campos de tratamiento, siempre va a depender de la curva de aprendizaje y experiencia de cada servicio).

Finalmente, se toman imágenes de la región anatómica que se va a tratar (TC, RM o PET-TAC, de conformidad con el protocolo de tratamiento aceptado en la institución).

7.2.2.-Planificación de la dosimetría clínica, con delimitación de los volúmenes tumorales a tratar y los órganos críticos a proteger, prescripción de dosis y fraccionamiento.

Objetivos del Comité de Radioterapia (radio oncólogos y físicos).

Revisar el plan de tratamiento propuesto de acuerdo con lo prescrito y dentro de los parámetros y límites de tolerancia de los órganos de riesgo.

El Radio Oncólogo, en consulta con el físico médico y dosimetrista, selecciona el plan de tratamiento.

La prescripción del curso del tratamiento de radiación debe incluir:

1. Los volúmenes o sitios a tratar.

2. Técnica de tratamiento: 2D, 3D, IMRT, VMAT, RAPID ARC.

3. Dispositivos especiales.

4. Energía (s) a utilizar.

5. Dosis por fracción.

6. Número total de fracciones.

7. Esquema de fraccionamiento de la dosis total.

8. Prescripción a los volúmenes de GTV, PTV, OARs, límites de tolerancia para OARs.

La prescripción, plan de tratamiento y cálculo de dosis deben ser firmados y fechados por el radio oncólogo antes de la iniciación de la terapia de radiación.

La prescripción de la dosis a entregar requiere el conocimiento de las propiedades físicas de las unidades de tratamiento. Estos cálculos deben ser revisados por una persona cualificada antes del primer tratamiento.

Cualquier cambio en el tratamiento previsto por el Radio oncólogo que requiere ajuste en la inmovilización, los nuevos cálculos, o un nuevo plan de tratamiento deben documentarse en el expediente del paciente, firmados (o las iníciales) y fechados por el radio oncólogo.

Con la generación del cálculo dosimétrico tridimensional computarizado, podemos ver con precisión cómo se distribuye la dosis por cualquier región de la anatomía. Podemos definir "en volúmenes" las estructuras a irradiar, los órganos a preservar y los sistemas de planificación nos proporcionan información detallada de la dosis recibida, punto por punto (voxel por voxel, en lenguaje informático), generando histogramas de dosis-volumen (HDV) que han demostrado ser una herramienta útil en la evaluación y optimización en los tratamientos.

En ellos se presenta de un modo conciso y simplificado la relación dosis volumen en el volumen blanco y en todos los órganos de interés, la simple inspección visual puede conducir a la identificación de características clínicas relevantes de una distribución de dosis, como la homogeneidad de la dosis en el volumen blanco o la presencia y magnitud de puntos calientes o fríos, que serían difíciles de determinar rápidamente visualizando la distribución de dosis en planos 2D.

Por todo ello, cuando realizamos una prescripción de dosis, hacemos una declaración de intenciones sobre el cumplimiento de una serie de parámetros dosimétricos, que llamaremos condiciones límites, y que afectan, tanto a los volúmenes de tratamiento (GTV/CTV/PTV), como a los órganos de riesgo (OAR).

Comprobación e inicio de la radioterapia.

7.2.3.-VERIFICACIÓN DE IMÁGENES DE TRATAMIENTO

La verificación diaria del área a irradiar se puede realizar con distintos dispositivos de imágenes, integrados al equipo de tratamiento.

PORTAL VISIÓN

Sistema digital de adquisición de imágenes de verificación, diseñado para guiar la administración diaria de dosis de radiación en cualquier localización corporal con el fin de asegurar la ubicación exacta de los tratamientos de radioterapia.

CBCT (cone beam CT):

Otro método de verificación diaria de tratamiento que combina un corte tomográfico del paciente en posición de tratamiento y permite la verificación del posicionamiento pre tratamiento diario tomando en cuenta todo el conjunto de estructuras dentro del campo (tanto target como órganos a riesgo) y permite de esta manera la corrección "ON LINE" de los errores de configuración para mejorar la precisión del reposicionamiento del paciente con la posibilidad de mejorar los márgenes de seguridad , proteger los órganos en riesgo y permitir la escalada de dosis de radiación.

Como hemos podido observar, hay dos tipos de imágenes: las planares, similares a unas radiografías tradicionales, y que solo nos permiten visualizar estructuras óseas, y las imágenes tridimensionales, similares a cortes de TC, y que nos permiten comparar partes blandas, y por tanto, órganos internos y el propio tumor. Esto último es de especial interés, puesto que ya no tenemos que guiarnos por referencias óseas para "suponer" donde está el target, sino que podemos visualizar, en la misma unidad de tratamiento, la situación del tumor durante la sesión de radioterapia. Como es obvio, esto supone un avance importantísimo a la hora de tratar a nuestros pacientes, ya que nos permite ajustar los volúmenes, disminuyendo riesgos y aumentando la dosis en el tumor, cobra especial relevancia cuando hacemos radioterapia adaptativa.

Sin embargo, cuando un centro tiene gran número de sesiones que se administran diariamente en los tratamientos de radioterapia, el tipo de correcciones online se realizan solamente en casos muy seleccionados, y en general, se realizan correcciones off-line, es decir, a posteriori, esta práctica debe ser la excepción dentro de nuestros servicios.

Para ello, cada servicio de oncología radioterápica debe elaborar un protocolo de actuación, donde se contestarán, entre otras, a las siguientes cuestiones:

¿En qué pacientes se usará?

¿Con qué frecuencia?

¿Con qué compararemos las imágenes obtenidas?

¿Qué estructuras tomaremos como referencia para comparar las imágenes?

¿Dónde y cómo se evaluarán las imágenes?

¿Cuándo se intervendrá para corregir el posicionamiento?

Esta última pregunta obliga a establecer lo que se conoce como nivel de acción o intervalo de tolerancia, el cuál debe ser consecuencia de la experiencia del centro, de los sistemas de inmovilización utilizados, la calidad de las imágenes obtenidas, el entrenamiento del personal, etc. Además, el Servicio debería establecer al inicio del uso de la técnica, cual es "su error sistemático" en función de todas estas variables, y en un grupo poblacional propio.

7.2.4.-Ejecución del tratamiento. con controles portales/radiografía y/o cone beam TC.

Para asegurar una buena reproducción diaria del tratamiento y controles clínicos semanales o quincenales del paciente, en los que se controla posibles toxicidades agudas debidas al tratamiento.

7.2.5.-Seguimiento clínico post radioterapia.

En estos controles se valora la respuesta del tratamiento radioterápico, así como de su posible toxicidad tardía.

En el Anexo 1 se muestra un resumen esquemático de la propuesta de atención al paciente dentro del servicio de radioterapia.

8.-CLASIFICACIÓN DE LOS TRATAMIENTOS DE RADIOTERAPIA

8.1.-DE ACUERDO CON SU FINALIDAD

Terapia Profiláctica	Aplicación del tratamiento de Radioterapia			
	Como Método Exclusivo (Tu. En estadios Iniciales)	Adyuvante	Coadyuvante	Paliativo
Profilaxis cerebral en la leucemia	1.-Tumores cutáneos epiteliales 2.-Tumores de cabeza y Cuello 3.-Próstata 4.-Cervix 5.-E. Hodgkin 6.-Vesical 7.-Conducto anal.	1.- Mama 2.-Cabeza y cuello 3.- Pulmón 4.- Esófago 5.- Recto 6.-Vesical 7.-Sarcoma de tejidos blandos.	1.- Colon/Recto 2.-Microcítico de pulmón 3.- Linfoma 4.- Esófago	1.- Metástasis Óseas 2.- Síndrome de vena cava 3.- Compresión medular 4.- Hemorragia 5.- Metástasis cerebral o hepáticas 6.- Obstrucción Esofágica.

8.1.1• Radioterapia curativa (60%):
Cuyo objetivo es eliminar o erradicar el tumor.

A.-Radioterapia radical o exclusiva: La radioterapia es una excelente alternativa a la cirugía en diferentes tumores iniciales (cánceres de cabeza y cuello, pulmón o próstata).

La radioterapia se administra en varias sesiones mientras que la cirugía se hace en un solo día. La radioterapia permite un menor impacto estético y funcional (por ejemplo, en el cáncer de próstata, la prostatectomía tiene más probabilidad de causar incontinencia urinaria o impotencia sexual).

B.-Radioterapia complementaria:
Se administra además de la cirugía.

C.-Radioterapia preoperatoria o neoadyuvante:
La radioterapia-quimioterapia concomitante preoperatoria es el tratamiento estándar en tumores localmente avanzados (cánceres de cabeza y cuello, pulmón, esófago, cérvix uterino, recto).

La administración preoperatoria de radioterapia y/o quimioterapia simultáneamente permiten la reducción del tumor y facilitan la cirugía.

D.-Radioterapia postoperatoria o adyuvante:

La radioterapia es el tratamiento complementario en diversos tumores (por ejemplo, 90% pacientes con cáncer de mama reciben radioterapia postoperatoria). La cirugía como tratamiento único presenta mayor porcentaje de recidivas, por ello se indica radioterapia postoperatoria, para mejorar los índices de recidivas locales. Se utiliza en la gran mayoría de cánceres.

8.1.2.-. -Radioterapia paliativa (40%).

El objetivo es mejorar o aliviar los síntomas provocados por el tumor o por las metástasis.

A.-Radioterapia analgésica: para reducir el dolor, fundamentalmente se utiliza en metástasis óseas. Es la indicación mas frecuente de radioterapia paliativa.

B.-Radioterapia desobstructiva: se utiliza en el síndrome de la vena cava superior.

C.-Radioterapia descompresiva: se utiliza en la compresión medular.

D.-Radioterapia hemostática: para detener el sangrado de un tumor, por ejemplo, en cérvix, endometrio, vejiga, entre otros.

8.2.-SEGÚN LA LOCALIZACIÓN DE LA FUENTE RADIOACTIVA

8.2.1.-Radioterapia externa: también llamada teleterapia, donde la fuente de radiación está alejada del paciente representa el 85% del tipo de tratamiento radiante que se emplea actualmente. En el pasado se utilizaban fuentes naturales de cobalto radiactivo, sustituyéndose por AL (acelerador lineal) por sus beneficios desde el punto de vista de protección radiológica.

8.2.2.-Braquiterapia: también llamada terapia de contacto, donde la fuente de radiación está en contacto con el tumor representa el 15% del total de los tratamientos aplicados que puede distinguirse según la tasa de dosis y colocación de la fuente radioactiva así:

8.3.- SEGÚN LA TASA DE DOSIS

A.-Baja tasa de dosis (LDR- Low dose rate): la tasa de dosis oscila entre 0,4 – 2 Gy/h. La administración dura más tiempo, hasta días, y requiere que el paciente permanezca ingresado en el hospital.

B.-Media tasa de dosis: la tasa de dosis oscila entre 2- 12 Gy/h.

C.-Alta tasa de dosis (HDR- High dose rate): la tasa de dosis es >12Gy/h. Permite la administración de la radioterapia en minutos y una vez finalizado el mismo, el paciente puede irse a su domicilio. Requiere instalaciones blindadas y más costosas.

8.4.- SEGÚN LA SITUACIÓN DE LA FUENTE

Endocavitaria: para a tumores ginecológicos.
Superficial: para el cáncer de piel.
Intersticial: se utilizan agujas que atraviesan el tejido a tratar, para el cáncer de mama o de cabeza y cuello.
Endoluminal: para tumores de pulmón o de esófago.

9.-AVANCES EN EL TRATAMIENTO RADIOTERÁPICO

La Radioterapia está basada en el balance entre la cantidad de células tumorales que se pueden eliminar y la cantidad de células no tumorales que pueden no afectarse, esta es la línea que marca el objetivo de la radioterapia actual y ampliar esta brecha es la finalidad de la radioterapia de alta tecnología.

Este sustrato biológico diferencial entre la célula sana y tumoral se ve tremendamente amplificado con el desarrollo tecnológico, en la definición de la imagen con los diferentes métodos de captación de imagen:

-Tomografía axial computarizada (CT),

-Resonancia magnética (RM),

-Tomografía de emisión de positrones (PET)

Así como la digitalización de esta, lo que ha permitido el desarrollo de la radioterapia conformacional 3D; y posteriormente la aparición de la radioterapia conformacional con modulación de la intensidad permitiendo modular el haz de radiación dentro del volumen a irradiar, consiguiendo aumentar el depósito de dosis en el tejido tumoral, y disminuir la dosis en el tejido sano, alcanzando un brusco gradiente de dosis depositada entre el tumor y el tejido sano. Estos incrementos significativos de las dosis de radiación en el tumor, se ha venido a denominar «técnicas de escalada de dosis». Esta escalada tecnológica se está consiguiendo mediante la Radioterapia de Intensidad Modulada con fotones por un lado y con el desarrollo de terapia con partículas, como son los protones y los iones de carbono, exclusivo por el momento a unos pocos centros a nivel mundial.

En los tratamientos radioterápicos una mayor precisión en el tratamiento permite poder aumentar la dosis total que recibe el volumen tumoral, así como reducir la dosis que reciben los órganos de riesgo. Si aumentamos la dosis total conseguimos un mayor control local de la enfermedad y en consecuencia una mayor supervivencia, dentro de los cambios que ha permitido la tecnología para entregar mejores opciones de tratamiento se encuentran:

9.1.-Cambios en el fraccionamiento

Alteraciones en el fraccionamiento: el fraccionamiento (dosis por sesión) estándar es de 2 Gy/sesión, hasta llegar a una dosis total de entre 30 Gy en tratamientos paliativos (donde se administran pocas sesiones) hasta 80 Gy en tratamientos radicales (en los que se administran mas sesiones). En los tratamientos radicales se realizan generalmente entre 25 y 35 sesiones, los 5 días laborales de la semana durando el tratamiento entre 5 y 7 semanas. Uno de los avances o mejoras del tratamiento radioterápico ha sido modificar el fraccionamiento estándar para mejorar los resultados terapéuticos. Los más importantes son:

9.1.1.-Hipo fraccionamiento (la dosis por sesión es > 2 Gy, menos sesiones y menor dosis total).

Ejemplo: una sesión al día; entre 2-5 Gy/sesión, 1-5 sesiones semana. Indicado en melanoma, cáncer de mama o próstata y tratamientos paliativos. En tratamientos paliativos se usa para hacer una destrucción rápida celular, sin tener en cuenta la toxicidad tardía que es debida fundamentalmente a la dosis por sesión; en los tratamientos paliativos en los que la supervivencia es baja la toxicidad tardía no es una prioridad.

9.1.2.- Hiper fraccionamiento (la dosis por sesión < 2 Gy, más sesiones y dosis total).

Ejemplo: dos sesiones al día separadas 6 horas; 1,2 Gy/sesión. Indicado en tumores de cabeza y cuello y en cáncer de pulmón microcítico o oatcell. La dosis total puede llegar hasta 80 Gy, al aumentar la dosis total aumenta la toxicidad aguda en este tipo de fraccionamiento; pero reduce la toxicidad tardía ya que disminuimos la dosis por sesion.

El fraccionamiento tiene relación con la toxicidad tardía y la dosis total con la toxicidad aguda.

9.1.3.- Reducción del tiempo de tratamiento

El tiempo de tratamiento tiene impacto en la calidad de vida de los pacientes y en la actualidad se tiende, en los tumores que es posible, acortar el tiempo total de tratamiento; cambiando de los esquemas de radioterapia externa clásica, en los que el paciente tiene entre 5 y 8 semanas de tratamiento, a esquemas de hipo fraccionamiento de 3 a 4 semanas, o incluso en algunos tipos de cáncer a realizar radioterapia intraoperatoria, en el que el tratamiento radioterápico se realiza en el momento de la cirugía.

9.2.- Mejoras tecnológicas:

Planificación con fusión de imágenes: la combinación de imágenes de RM o de PET con las del TC de planificación permite una delimitación mas precisa del volumen a irradiar.

Planificación 4D: incorpora el tiempo, es útil en órganos que se mueven con la respiración para poder coordinar y decidir en qué momento del ciclo respiratorio se hace la irradiación y así se establece en cada sesión. Por ejemplo: en casos de mama izquierda, se recomienda hacer el tratamiento durante la fase de inspiración ya que el corazón queda alejado de la pared torácica y se protege durante el tratamiento radioterápico.

9.3.-Mejoras fisiológicas:

Posicionamiento: cuanto más inmovilizado y bien posicionado esté el paciente, mayor será la precisión del tratamiento.

Control de la respiración: nos permite minimizar el movimiento de órganos como el pulmón y disminuir el error.

Los objetivos de la radioterapia en el futuro son seguir mejorando tecnológicamente para tratar con mas precisión al tumor y poder aumentar la dosis en el mismo, así como proteger a los órganos sanos; también conseguir tratamientos más cortos, irradiaciones parciales y buscar nuevas dianas terapéuticas que combinándolas con la radioterapia aumenten su eficacia.

10.-MODALIDADES DE RADIOTERAPIA EXTERNA DE ACUERDO CON LA COMPLEJIDAD DE LA TÉCNICA.

- Los tratamientos radiantes a la luz de los avances tecnológicos presentan una mayor y más variada utilidad.
- Radioterapia de intensidad modulada (IMRT).
- Radioterapia hiper fraccionada.
- Irradiación corporal total con fotones.
- Irradiación cutánea total con electrones.
- Radiocirugía (radioterapia estereotáxica intracraneal).
- Radioterapia estereotáxica fraccionada.
- Radioterapia estereotáxica fraccionada extracraneal (SBRT).
- Radio sensibilización (quimioterapia, hormonoterapia, terapia
- biológica).
- Irradiación de hemoderivados.
- RT guiada por la imagen (IGRT).
- RT adaptativa (DART).
- Radioterapia intraoperatoria (RIO) mediante electrones o braquiterapia.

10.1.-Intensity Modulated Radiotherapy (IMRT): modalidad de radioterapia de alta precisión, donde la dosis se conforma a la estructura tridimensional del tumor. Indicado en tumores de cabeza y cuello (para proteger la parótida y evitar la xerostomía) y en tumores de próstata (para proteger al recto).

10.2.-Intensity Modulated Arc Therapy (IMAT): IMRT más sofisticada, en la que el cabezal del AL gira a la vez que irradia. Permite tratamientos precisos y mas rápidos que la IMRT.

10.3.-Image Guided Radiotherapy (IGRT): son las técnicas de imágenes que se realizan antes de cada sesión y que permiten verificar los tratamientos. Se pueden realizar con dispositivos de imagen On Borrad Imaging Device (OBI): imágenes portales (electronic portal imaging devices-EPID) y TCs.

Los requisitos mínimos actualmente son semanales, pero hay muchos tratamientos en los que se debe realizar diariamente antes de cada sesión.

IMRT y IGRT: se complementan, la combinación de ambas permite aumentar la precisión y disminuir los márgenes de los volúmenes a tratar.

La IMRT nos permite conformar el volumen de irradiación, mientras que la IGRT nos precisa donde administramos la radioterapia.

10.4.-Protones: modalidad de radioterapia en la que se utiliza un haz de partículas de protones, ello permite poder administrar más dosis al tumor y proteger mejor al tejido sano.

Se utiliza para tumores que están muy cerca de estructuras sanas.

10.5.-Radioterapia adaptativa: se puede ir adaptando la distribución de la dosis según los cambios que se produzcan durante el tratamiento. Por ejemplo, en tumores que responden durante el tratamiento, se van reduciendo los campos de tratamiento.

10.6.-Radioterapia estereotáxica: administración de una dosis única o pocas sesiones de radioterapia sobre un volumen tumoral definido y localizado mediante un marco estereotáxico en el caso de la radioterapia estereotáxica craneal (radiocirugía).

La radioterapia estereotáxica craneal (radiocirugía) está indicada por ejemplo en:

- Malformaciones arteriovenosas de más de 35 mm de diámetro.

- Tumoraciones benignas intracraneales menores de 40 mm de diámetro.

- Metástasis cerebrales (menos de 5 lesiones y de menos de 3 cm de diámetro).

- Astrocitomas de bajo grado menores a 3,5 cm.

La radioterapia estereotáxica extracraneal para el tratamiento de tumores primarios pulmonares y hepáticos, así como de metástasis pulmonares, hepáticas y óseas, entre otras.

10.7.-Radioterapia intraoperatoria (RIO): la RIO ha avanzado en estos últimos años. Hace más de una década que la RIO se realizaba en pocos hospitales, ya que precisaba de una importante infraestructura, se tenía que trasladar al paciente desde el quirófano hasta la sala de radioterapia para realizar el tratamiento.

En la actualidad, gracias a los AL portátiles, la RIO ha resurgido aumentando sus indicaciones. Una de las indicaciones más frecuentes de tratamiento es en el cáncer de mama, en el que tenemos ensayos clínicos en marcha, siendo los resultados similares a la radioterapia externa convencional en los tumores iniciales de bajo riesgo.

11.-CONSIDERACIONES FINALES

Recapitulando podemos concluir que los antecesores tecnológicos que hicieron posible la moderna radioterapia externa son dos:

El desarrollo de los sistemas de planificación para radioterapia tridimensional basados en imágenes de la tomografía computarizada (cortes CT). Mediante la utilización de las imágenes en formato digital, se visualizan los volúmenes a irradiar y los órganos de riesgo, así como la distribución dosimétrica que logra ser visualizada en cortes transversales, sagitales y coronales, que pueden ser revisados con herramientas de evaluación como los histogramas dosis volumen, cálculos de modelos biológicos, etc.

- El desarrollo de los sistemas de tratamiento controlados por ordenador:

Los sistemas de colimación con multilaminar modulan de manera automática la intensidad de los haces de tratamiento en más de una dirección, utilizando las diferentes posiciones posibles de cada una de las láminas que los componen.

Este uso de haces de intensidad modulada consigue distribuciones de dosis muy conformadas al tumor mejorando la protección de órganos críticos próximos.

En un tratamiento con técnica de IMRT se pueden crear curvas de isodosis, ajustadas al target, sin superar la dosis limitante de los tejidos sanos, lo que se traduce en una mayor dosis tumoral, manteniendo la dosis de tolerancia del tejido sano.

La calidad de la definición de todas las estructuras es fundamental. Todos los órganos de interés (tumor y estructuras de riesgo) deben estar correctamente delimitados, ya que la omisión de una estructura puede implicar una dosis superior a lo previsto a dicho nivel.

El mayor inconveniente operativo de la IMRT es el tiempo que ha de emplearse. Se requiere mayor tiempo para la preparación del tratamiento, así como para la planificación, para el control de calidad, e incluso para los procedimientos administrativos de la unidad de radioterapia y de la unidad de radio física, sin embargo nada de esto supera la impresionante ventaja que representa dentro del control local de un tumor y por ende para el paciente en términos de sobrevida, poder utilizar esta técnica de radioterapia.

Una vez que hemos decidido utilizar esta técnica de radioterapia y ya tenemos una propuesta de tratamiento se hace la evaluación de este en los términos de:

1.- Revisión de curvas de isodosis, tanto la de prescripción como las del intervalo que se establece como aceptable, ej. 95% y 107% (índice de conformidad).

2.- Conocer que volúmenes de los órganos de interés (GTV, PTV, OARs) se encuentran con estas curvas de isodosis.

3.- Revisar localización de puntos de mínima y máxima dosis del tratamiento (dentro del PTV, en algún OARs).

4.- Evaluar histogramas dosis volumen de todos los órganos de interés.

5.- Revisar plan suma de dosis.

6.- Revisar IC y el IH dentro del GTV.

7.- Revisar comparativamente histogramas dosis-volumen de los diferentes planes propuestos.

Las verificaciones dosimétricas previas al tratamiento son cruciales, muy laboriosas y presentan dificultades debido a las necesidades de precisión que requiere la técnica. La existencia de altos gradientes de dosis espacial y temporal (como en el caso de los tratamientos dinámicos) complica aún más las mediciones, sin embargo, forman parte de la rutina dentro de un servicio de alta tecnología, y representan esos cambios con los que nos tenemos que familiarizar en nuestros países, asumirlos, practicarlos y perfeccionarlos.

12.-PRINCIPALES INDICACIONES PARA EL USO DE ESTAS TÉCNICAS

Cuando el volumen blanco tenga una forma irregular y encierre estructuras críticas que deben ser protegidas.

Cuando el volumen de interés deba ser cubierto con márgenes estrechos para adecuar la protección de las estructuras inmediatamente adyacentes.

Existencia de una zona cercana que haya sido previamente irradiada y las puertas de entrada de los campos deban ser establecidos con alta precisión.

Cuando se requiere reducir los márgenes de GTV, CTV y PTV y no son suficientes para conseguir una aceptable distribución de dosis.

Cuando el volumen blanco sea cóncavo y los órganos críticos estén dentro de la concavidad.

Para planificar escalada de dosis.

Cuando se pretende administrar dosis distintas a volúmenes blancos diferentes dentro de una misma planificación.

Aunque el concepto de radioterapia guiada por la imagen no es en absoluto novedoso, las nuevas tecnologías y la expansión de otras técnicas de radioterapia, como la IMRT, han dado un gran impulso al desarrollo de la IGRT (por sus siglas en inglés).

La expansión y generalización del uso de la IGRT se basa en la importancia capital que tiene el proceso de verificación durante nuestros tratamientos radioterápicos, para intentar detectar los errores ocurridos durante la colocación diaria del paciente, y, consecuentemente, para intentar disminuir los márgenes "de seguridad", minimizando la toxicidad radio inducida.

No obstante, hemos de distinguir dos tipos de errores comunes que pueden ocurrir:

Errores aleatorios: aparecen por azar, inconstantes en el tiempo, y generalmente se deben a errores de posicionamiento durante la sesión de tratamiento.

Errores sistemáticos: originados durante la fase de planificación, de no corregirse se convierten en constantes, y por tanto, con gran influencia sobre la dosis y el tratamiento administrado.

El objetivo principal de la IGRT es corregir estos últimos, para que la dosis final administrada al volumen tumoral se ajuste al máximo a la dosis inicialmente prescrita, teniendo en cuenta que siempre quedará un error "residual" imposible de controlar, salvo que realicemos un control diario y on line (a pie de máquina), lo que podemos hacer si manejamos un número limitado de tratamientos complejos de lo contrario resulta en un elevado costo dado por el alto consumo de recursos, horas máquina, materiales y de personal.

ANEXO 1

ORGANIZACIÓN Y FUNCIONAMIENTO DEL SERVICIO DE RADIOTERAPIA		
ATENCIÓN AL PACIENTE		
SECUENCIA DE ETAPA	ACTIVIDAD	RESPONSABLE
Recepción del paciente y confirmación de atención médica	Apertura de expediente médico, asignación de médico según referencia, o por horario de consultas médicas, digitalización de estudios aportados por el paciente.	Dpto. de Operaciones (Admisión)
1era consulta	Revisión del caso con los estudios diagnósticos y de extensión, elaboración de historia médica en sistema digital y físico. Si el paciente califica para RTE: prescripción de RTE, elaboración de informe para trámites	Médico asignado por horario a Consulta

	administrativos, si no están completos los estudios se solicitan y se esperan los mismos para hacer la prescripción de tratamiento. Una vez hecha la prescripción se le dan al paciente las indicaciones propias del caso para la simulación y cuidados durante el tratamiento. No califica para RTE: canalización según corresponda.	
Elaboración de Expediente	Trámites administrativos con aseguradoras. Una vez aprobado el tratamiento se le asigna una cita para tomografía de simulación.	Departamento de operaciones/admisiones
Proceso de Simulación	Realización de tomografía de simulación según prescripción médica y siguiendo	Técnico asignado a simulación Médico asignado a máquina y un físico.

	protocolo de simulación del servicio. Revisión de tomografía para evaluar que cumpla con los parámetros clínicos y técnicos que permitan la planificación posterior.	
Proceso de Planificación	Importar imágenes del tomógrafo al planificador. Contornear en imágenes topográficas estructuras (GTV, OAR, CTV, PTV) según protocolos internacionales para cada patología. Aprobación de contornos. Elaboración del plan de tratamiento según prescripción y tolerancia de órganos a riesgo. Discusión de propuesta de tratamiento Aprobación de	Físico Médico asignado por planificación o médico tratante. Médico asignado por planificación o médico tratante. Físicos (debe ser elaborado por uno y revisado por otro). Grupo de médicos y físicos médico tratante. Físico.

	plan seleccionado (en sistema y expediente). Impresión de planificación aprobada.	
Programación de Tratamiento	Llamado del paciente para el inicio. Verificación de campos planificados para iniciar tratamiento. Asignación de horario de tratamiento diario. Aplicación diaria de tratamiento según planificación. Verificación periódica según planificación. Revisión y aprobación de imágenes de control. Evaluación clínica semanal durante el tratamiento. Cuando corresponda cambio de fase verificar nuevamente, revisión y	Dpto. de operaciones. Técnico y médico asignados a la maquina. Técnico coordinador de máquina. Técnico asignado a la máquina. Técnico asignado a la máquina. Médico asignado a la máquina. Médico tratante en su horario de consulta. Médico asignado a la máquina. Médico tratante.

	aprobación electrónica y en historia de correcciones realizadas. Informe final de tratamiento.	
Seguimiento	1er año: cada 3 meses, 2do año: cada 6 meses y posteriormente una vez al año (en teoría el alta oncológica es a los 5 años)	Médico tratante según su horario de consulta en su defecto médico asignado a consulta.

14.-GLOSARIO

American society for therapeutic radiology and Oncology, astro: Nombre oficial de la Sociedad Estadounidense de Oncología Radioterápica. No se traduce.
Papa: Anterior-posterior-posterior-anterior.
Boost: Sobreimpresión, dosis más alta (también llamada boost).
Clinical target volume, ctv.: Volumen blanco clínico.
Contouring: Delimitación de volúmenes o marcado de volúmenes [mejor que «contorneo», como a veces aparece traducido].
Drr: Digitally reconstructed radiograph.
Dvh: Dose-volume histogram.
Dynamic wedge: cuña dinámica. *
Gross tumor volume, gtv: Volumen blanco macroscópico, gtv.
High dose rate, hdr: Alta tasa de dosis, hdr.
Intensity modulated radiation therapy, IMRT: Radioterapia de intensidad modulada, imrt. Consiste en alterar la intensidad de la radiación de forma no uniforme en distintas áreas de un mismo campo de tratamiento.
Intraoperative radiation therapy, IORT: Radioterapia intraoperatoria, rio. Consiste en aprovechar la posibilidad de apartar tejidos normales durante la cirugía para administrar una única dosis alta de radioterapia con electrones o bien braquiterapia hdr.
Inverse planning: Planificación inversa. En ella se especifican los objetivos y un ordenador optimiza el tratamiento seleccionando entre las numerosas opciones mediante algoritmos.
Ptv.: Planning target volume.
Stereotactic radiation therapy, SRT: Radioterapia estereotáctica o radioterapia estereotáctica fraccionada.

15.- BIBLIOGRAFÍA CONSULTADA

Ministerio de Sanidad, Servicios Sociales e Igualdad. Unidades asistenciales del cáncer, estándares y recomendaciones de calidad y seguridad: informes, estudios e investigación. Gobierno de España. 2013.

Rizo, A., López M., Arenas P. Conocimientos básicos de oncología radioterápica para la enseñanza de pregrado. Servicios de Publicación de la Universidad de Castilla La Mancha. Colección manuales docentes N.º 9, Cuenca, España 2016.

Subsecretaría de Salud Pública. Norma general técnica N.º 51, radioterapia oncológica, Santiago de Chile, agosto 2011.

Hanson G., Jolf, D. Recursos Para La Radioterapia y Adiestramiento de. Personal en América Latina. Boletín de la Oficina Panamericana de la Salud. 1974.

Español, R. Comisionamiento e implementación de la técnica IMRT y VMAT con RAPIDARC con inter-comparación del RPC, Universidad Nacional de Colombia, Bogotá, Colombia 2014.

Hanson, G., Barrás, C, Jiménez, P. History Of The Radiological Health Program of The Panamerican Health Organization: 1960-2006 Rev Panam Salud Publica/Pan Am J Public Health 20(2/3), 2006.

IAEA. Programa de estudios y capacitación del OIEA para la formación de radio oncólogos, Aprobado por la Sociedad Americana de Radioterapia y Oncología (ASTRO) y la Sociedad Europea de Radioterapia y Oncología (ESTRO), VIENA, 2014.

Cantero, D., Gutiérrez-Ibarluzea, I., Urcelay, A., Bóveda, E., Celeiro, J., García, M., López, J., Roselló, J., Bilbao, P. Control de calidad en radioterapia de intensidad modulada. informe de evaluación D-08-04 evaluación de tecnologías sanitarias, Departamento de Sanidad, Gobierno Vasco, 2008.

PAHO. Organization, Development, Quality Assurance and Radiation Protection In Radiology Services: Imaging and Radiation Therapy, Washington DC, Dec 1997.

Ministerio de Salud. Subsecretaría de salud Pública. Norma general técnica n° 51 sobre normas de radioterapia para Acreditación de los servicios de salud, Resolución Exenta N.° 1695, Santiago de Chile, 07 agosto, 2000.

OIEA IAEA-TECDOC-1151, Aspectos físicos de la garantía de calidad en radioterapia: Protocolo de Control de Calidad, Viena 2000.

1. IAEA, Radiation Biology: A Handbook for Teachers and Students, Training Course Series 42, IAEA, Viena (2010).

SITIOS WEB VISITADOS:

1. ABS Sociedad Americana de Braquiterapia
   http://www.americanbrachytherapy.org/
2. ACGME Consejo de Acreditación de la Educación Médica Superior
   http://www.acgme.org/acWebsite/home/home.asp
3. ASTRO Sociedad Americana de Radioterapia y Oncología
   http://www.astro.org/
4. ESTRO Sociedad Europea de Radioterapia y Oncología
   http://www.estro.org
5. OIEA Organismo Internacional de Energía Atómica
   http://www.iaea.org/
6. TROG Grupo de Radio oncología de Transtasmanía
   http://www.trog.com.au/
7. e-cancer Leading Oncology education
   https://ecancer.org/
8. Grupo Autónomo de Oncología Radioterápica en Redes Sociales Yosoyradioncólogo Freelancerog La Oncología del Siglo XXI
9. Radioterapia con h (grupo para la humanización de la Oncología Radioterapica) @RadioterapiaH
10. Project echo https://echo.unm.edu
11. Radiatinghop www.radiatinghope.org
12. INTERNATIONAL CÁNCER EXPERT CORPS
    https: www.icecancer.org

13. DICCIONARIO Academia Nacional de Medicina. (España)
    Consultado para la ortografía de los términos médicos.
    http://www.wikilengua.org/index.php/Ortotipograf%C3%ADa_en_medicina#Especialidades_m.C3.A9dicas